DE LA COMPRESSION LENTE

DE LA

MOELLE ÉPINIÈRE

OBSERVATION

DE TUMEUR INTRA-RACHIDIENNE DE LA QUATRIÈME PAIRE CERVICALE
GAUCHE COMPRIMANT LA MOELLE EN ARRIÈRE, A LA PARTIE
MOYENNE DE LA RÉGION CERVICALE,

PAR

Le Dr E. MASSE

Professeur-Agrégé à la Faculté de médecine de Montpellier,
Ancien Chef des Travaux anatomiques, Ancien Chef de clinique chirurgicale
Membre de la Société de médecine et de chirurgie pratiques,
Membre de l'Académie des Sciences et Lettres de Montpellier,
Membre correspondant de la Société anatomique de Paris.

AVEC PLANCHE.

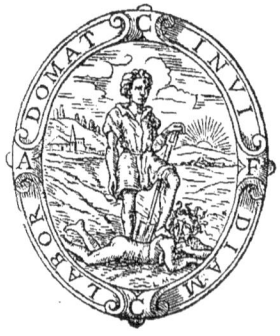

MONTPELLIER

C. COULET, LIBRAIRE
de la Faculté de médecine
et de l'Académie des Sciences et Lettres
Grand'Rue, 5

PARIS

V. A. DELAHAYE, LIBRAIRE
Place de l'École-de-Médecine

1878

DE LA COMPRESSION LENTE

DE

LA MOELLE ÉPINIÈRE

Montpellier. — Typogr. BOEHM et FILS.

DE LA COMPRESSION LENTE

DE LA

MOELLE ÉPINIÈRE

OBSERVATION

DE TUMEUR INTRA-RACHIDIENNE DE LA QUATRIÈME PAIRE CERVICALE
GAUCHE, COMPRIMANT LA MOELLE EN ARRIÈRE, A LA PARTIE
MOYENNE DE LA RÉGION CERVICALE,

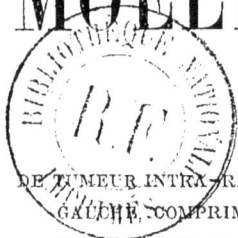

PAR

Le Dr E. MASSE

Professeur-Agrégé à la Faculté de médecine de Montpellier,
Ancien Chef des Travaux anatomiques, Ancien Chef de clinique chirurgicale
Membre de la Société de médecine et de chirurgie pratiques,
Membre de l'Académie des Sciences et Lettres de Montpellier,
Membre correspondant de la Société anatomique de Paris.

AVEC PLANCHE.

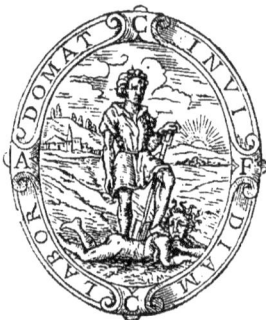

MONTPELLIER
C. COULET, LIBRAIRE
de la Faculté de médecine
et de l'Académie des Sciences et Lettres
Grand'Rue, 5

PARIS
V. A. DELAHAYE, LIBRAIRE
Place de l'École-de-Médecine

1878

Les diverses lésions des centres nerveux que nous révèlent les autopsies, mises en regard de l'histoire clinique des malades, nous permettent de connaître le rôle de certains organes que l'on n'avait primitivement étudiés qu'à l'aide de l'expérimentation physiologique.

Grâce à l'union des données de la clinique et des enseignements de la physiologie, la physiologie et la pathologie du cerveau, autrefois si obscures et si incertaines, tendent de jour en jour à devenir plus précises.

Les localisations cérébrales, simultanément étudiées par l'expérimentation physiologique et par les faits cliniques, paraissent aujourd'hui incontestables dans leur ensemble, discutables seulement dans certains points de détails.

La physiologie et la pathologie de la moelle se sont à peu près établies par les mêmes moyens. Les travaux récents de MM. Charcot, Bouchard, Jaccoud, Vulpian, basés sur des faits cliniques bien observés, sur des autopsies suivies d'examens microscopiques des organes malades, ont éclairé d'un jour tout nouveau le rôle des différentes parties de la moelle épinière, et le diagnostic des différentes maladies de cet organe.

Les faits cliniques ont été sérieusement discutés, les lésions ont été rapprochées des symptômes observés pendant la vie, et l'on est arrivé à déduire de ces faits la pathogénie d'un grand nombre de maladies de la moelle et le rôle physiologique des différentes parties de l'axe nerveux rachidien.

L'importance des observations cliniques suivies d'autopsie, pour l'étude de la physiologie de la moelle et des maladies de cet organe, m'a déterminé à publier un fait assez intéressant de compression lente de l'axe nerveux rachidien, dont l'histoire résumée avait déjà été présentée à la Société anatomique[1].

L'observation a été recueillie jour par jour dans les différentes

[1] *Bulletins de la Société anatomique de Paris.*— *Tumeur ayant déterminé successivement une paralysie des membres supérieur et inférieur gauches, puis une paralysie complète des extrémités supérieures et inférieures;* par E. Masse, pag. 35. Paris, 1867. (Rapport sur l'Observation précédente et la candidature de M. Masse, par M. Cruveilhier, pag. 38.)

cliniques des hôpitaux de Montpellier, où le malade est resté plus de six ans. J'ai pu contrôler tous les détails de cette observation sur les notes de mon collègue et ami le Dr Caisso, alors chef de clinique. Les dessins qui représentent la tumeur ont été faits d'après des photographies, et ceux qui sont relatifs à la structure ont été dessinés à la chambre claire.

Je ferai précéder cette observation d'une étude succincte et résumée de la compression lente de la moelle épinière ; ces notions préliminaires nous faciliteront l'interprétation des différents points intéressants de ce fait clinique assez rare.

Olivier (d'Angers)[1], dans son *Traité de la moelle épinière et de ses maladies*, avait jeté le premier les bases de l'étude de la compression lente de la moelle épinière.

On trouve dans son ouvrage une série d'observations des plus intéressantes.

Ces observations, mises à côté du résultat des autopsies, ont fourni des matériaux aux travaux les plus récents sur ce sujet important.

Il y a peu de temps, M. Charcot[2] a repris l'étude de cette question dans ses *Leçons sur les maladies du système nerveux*. La compression lente de la moelle épinière a été traitée dans son ouvrage avec toute la compétence que l'on connaît au célèbre médecin de la Salpêtrière. Ses travaux ont été continués par ses élèves, M. Michaud, M. Tripier et M. Bouchard.

De son côté, M. Brown-Sequard a apporté son tribut à l'étude de cette question, qu'il a successivement étudiée à l'aide de l'expérimentation physiologique et des observations cliniques.

Je signalerai encore le chapitre consacré par M. Jaccoud à ce sujet dans son *Traité sur la paralysie et l'ataxie du mouvement*. Le savant professeur de la Faculté de Médecine de Paris a su

---

[1] *Traité de la moelle épinière et de ses maladies*. Paris, 1827, tom. I, de la pag. 326 à 408 ; tom. II, de la pag. 729 à 807.

[2] *Leçons sur les maladies du système nerveux*, faites à la Salpêtrière par Charcot ; 2e fascicule : *De la compression lente de la moelle épinière*. Paris, 1873.

présenter, dans un résumé assez succinct, les principaux travaux connus au moment de la publication de son livre.

Les travaux récents de M. Hallopeau, dans le *Dictionnaire de médecine et de chirurgie* de M. Jaccoud, et celui de M. Bouchard, dans le *Dictionnaire encyclopédique*, seront utilement consultés. Je signalerai enfin les premiers fascicules, en cours de publication, du cours de M. Vulpian sur les maladies du système nerveux, qui contiennent des matériaux très-précieux pour l'étude de la compression lente de la moelle épinière.

Grâce à tous ces travaux, basés la plupart sur des observations cliniques, sur des autopsies, des examens microscopiques de la moelle et des expérimentations physiologiques, les faits complexes de compression de la moelle commencent à être connus dans leurs symptômes, et par conséquent les paralysies dues à ce genre de causes peuvent être le plus souvent diagnostiquées.

Les causes de compression de la moelle épinière sont des plus variées. Toutes les productions morbides qui prennent naissance dans la moelle, dans ses enveloppes ou dans les parties voisines de l'axe nerveux rachidien, peuvent, par leur volume, déterminer des pressions sur le cordon médullaire. Ces pressions ont pour conséquence la suppression plus ou moins complète des fonctions des différentes parties de la moelle, soit comme organe de transmission, soit comme centre d'innervation.

Quand l'action des tumeurs se borne à un rôle mécanique, la gravité de la compression dépend du volume de la production morbide qui rétrécit le calibre du canal rachidien ou qui s'est développée dans l'intérieur de la moelle elle-même.

A ce point de vue, les résultats de la compression seront les mêmes, qu'il s'agisse d'un cancer, d'un abcès, d'un mal de Pott, d'un kyste à parasites, d'une tumeur développée sur les diverses enveloppes de la moelle, d'une tumeur résidant dans le tissu cellulo-graisseux extérieur à la dure-mère, dans les os, ou enfin de tumeurs intra-rachidiennes, si ces tumeurs parviennent à pénétrer dans le canal rachidien et à comprimer la moelle.

Deux tumeurs de même volume placées au même niveau produiront le même résultat, quelle que soit leur nature.

Si la nature de la tumeur importe peu sur le résultat de la compression, il n'en est pas de même du siége où s'exercent les pressions, de la région dont les fonctions sont supprimées.

Une tumeur située en avant de la moelle comprimera les cordons antérieurs ; celle qui se développera en arrière pourra supprimer les fonctions des cordons postérieurs ; une tumeur qui comprimera latéralement l'axe nerveux pourra porter son atteinte à la fois sur le cordon antérieur et le cordon postérieur, d'un seul côté.

La substance grise, par sa position au centre de la moelle, pourra jusqu'à un certain point échapper aux effets de la compression, quand la moelle sera comprimée de dehors en dedans par une tumeur développée près d'elle. Toutefois les tumeurs volumineuses finiront par interrompre, au niveau du point comprimé, les fonctions de cet organe, et comme centre d'innervation, et comme organe de transmission.

Les fonctions de la substance grise seront surtout interrompues par le développement des tumeurs qui prennent leur point de départ dans la moelle elle-même. Les pressions que subit la moelle se font de dedans en dehors dans le cas de tumeur intra-spinale. Les tumeurs qui se développent en dehors de la moelle et qui la compriment, exercent au contraire leur action de dehors en dedans.

Les effets de la compression varieront suivant qu'elle s'exercera à différentes hauteurs dans la région cervicale, dans la région dorsale ou sur le renflement dorso-lombaire.

Les tumeurs qui compriment la moelle ne se bornent pas toujours à un rôle mécanique, elles peuvent aussi irriter les organes près desquels elles se développent.

Les racines nerveuses, à leur émergence de la moelle ou dans les trous de conjugaison, peuvent être le siége de névrites. La tumeur, par son contact, peut enflammer les différentes enveloppes de la moelle et produire de la méningite spinale. Enfin, la moelle elle-même peut s'enflammer au niveau du point comprimé, et cette inflammation, d'abord localisée, peut s'étendre au-delà des limites du point comprimé, en produisant une sclérose ascendante et descendante.

On peut encore observer un ramòllissement plus ou moins profond au niveau du point comprimé ; ces différentes lésions se révéleront par des signes spéciaux qui viendront, dans certains cas, s'ajouter à ceux de la compression. Il pourra même arriver, et c'est peut-être là le cas le plus fréquent, que les tumeurs de la moelle déterminent des signes de myélite, de méningite ou de névrite, avant de produire les effets de la compression.

Les lésions secondaires de la moelle ou de ses enveloppes seront souvent plus graves que la compression de la moelle elle-même. Ces lésions sont justiciables d'un traitement énergique et quelquefois efficace.

Les recherches récentes d'anatomie pathologique et de clinique, en nous révélant ces deux origines distinctes de symptômes autrefois entièrement confondus, nous ont appris à faire la part, dans une certaine mesure, aux phénomènes appartenant à deux causes essentiellement distinctes.

Depuis que l'on connaît le rôle de la méningite et de la myélite secondaire dans les paraplégies du mal de Pott, on intervient activement, dès l'apparition des symptômes de ces affections.

On réussit ainsi à guérir des paralysies que l'on considérait autrefois comme incurables, quand on les croyait seulement dues aux effets directs de la compression dans les incurvations de la colonne vertébrale.

Causes diverses de compression. — Les différents genres de tumeurs qui peuvent comprimer la moelle épinière peuvent naître, soit dans la moelle elle-même et le plus souvent aux dépens de sa substance grise, soit en dehors de la moelle sur les différentes enveloppes qui l'entourent. La pie-mère, l'arachnoïde, la dure-mère, peuvent servir de point de départ à des tumeurs de divers genres. Autour de la dure-mère, le tissu cellulo-graisseux peut être envahi par des kystes, des abcès, des tumeurs de divers genres, susceptibles de rétrécir le canal rachidien. Le canal osseux peut à son tour être atteint : c'est tantôt le cancer, tantôt la tuberculisation qui l'envahit; des inflammations articulaires, véritables tumeurs blanches des articulations vertébrales, se développent ; ces lésions, en atteignant les vertèbres, déforment le canal vertébral qui les traverse. Enfin, des tumeurs nées en dehors du canal vertébral, peuvent y pénétrer, soit par les trous de conjugaison, soit par un chemin plus direct, par destruction d'une partie des vertèbres.

Les tumeurs qui prennent naissance dans la moelle elle-même se développent ordinairement aux dépens de la névroglie. On y trouve des gliomes, dont on connaît à peine trois ou quatre exemples. Le gliome est une tumeur molle grisâtre qui se confond presque avec la substance nerveuse voisine. Les gliomes sont constitués par des myélocites englobés dans une substance amorphe finement granuleuse, susceptible de se décomposer en fibrilles. Ce genre de tumeurs est souvent vasculaire, ses vaisseaux sont sujets à se rompre, et dans ce cas l'hémorrhagie vient joindre ses effets à ceux de la compression.

Le tubercule solitaire peut se développer dans la moelle et produire aussi des symptômes de paralysie. Il en existe un cas, déposé par M. Courty au Conservatoire de la Faculté. J'en ai vu un autre, il y a dix ans, à l'hôpital Saint-Éloi, sur un malade du service militaire. Dans ce cas, un tubercule s'était développé dans le renflement dorso-lombaire de la moelle, en produisant une paraplégie. Ces tumeurs sont celles que l'on rencontre le plus fréquemment ; elles sont accompagnées de productions du même genre dans d'autres organes.

Les gommes intra-médullaires sont très-rares, il en est de même de la dilatation kystique du canal central de la moelle. Enfin, on rencontre encore dans la moelle le sarcome et le carcinome ; toutefois la moelle n'est pas envahie d'emblée par des tumeurs de ce genre, elles n'arrivent à cet organe que par extension.

D'une façon générale, les tumeurs malignes ne se développent pas d'emblée dans la moelle épinière.

Toutes les tumeurs intra-spinales compriment la moelle de dedans en dehors ; développées d'emblée dans la substance grise, elles en suppriment les fonctions. La sensibilité est d'abord troublée, plus tard elle est perdue.

La compression peut encore avoir lieu par des tumeurs primitivement développées dans les méninges, dans la pie-mère, dans l'arachnoïde, dans la dure-mère. Un fait remarquable, c'est que ces tumeurs, en général bénignes, ont un développement très-lent ; leur volume varie du volume d'un pois au volume d'un œuf. Le sarcome fuso-cellulaire et le sarcome globo-cellulaire se trouvent parmi les productions morbides qui naissent sur les méninges.

Le psammome ou sarcome angiolithique a été plusieurs fois signalé ; on rencontre au milieu de ces tumeurs des productions calcaires enveloppées de produits épithéliaux.

Des kystes hydatiques ou des cysticerques peuvent encore se loger entre les divers feuillets des méninges, entre la pie-mère et l'arachnoïde, et comprimer la moelle.

Enfin, l'axe nerveux rachidien peut être serré par des néoplasies développées aux dépens de la pie-mère et en voie de rétraction.

En dehors des méninges, les tumeurs qui naissent dans le tissu cellulo-graisseux et qui peuvent comprimer la moelle, sont le sarcome, le carcinome, les kystes hydatiques, les abcès.

En outre, des tumeurs développées dans les trous de conjugaison peuvent plus tard pénétrer dans le canal vertébral. Ces tumeurs peuvent avoir pour point de départ l'enveloppe conjonctive des nerfs ; elles compriment d'abord les nerfs sur lesquels elles ont pris naissance ; ce n'est que plus tard qu'elles agissent sur la moelle.

Un fait observé dans les hôpitaux de Montpellier, que nous publions dans ce travail, est un exemple des plus intéressants de ce genre de tumeurs.

Les tumeurs qui se développent sur les nerfs, dans les trous de conjugaison, sont des sarcomes, des fibromes, des myxomes ; on peut trouver tout à la fois, sur la même tumeur, les caractères du sarcome et du myxome. La tumeur, dans l'observation que nous donnons dans ce travail, était un sarco-myxome.

Des cancers, des tumeurs de divers genres développées dans le voisinage du canal rachidien, peuvent encore y pénétrer par les trous de conjugaison.

Enfin, des abcès pré-vertébraux, des kystes hydatiques, des anévrysmes, se font quelquefois un chemin direct vers la moelle en usant les corps vertébraux ou les lames vertébrales.

Le canal osseux qui renferme la moelle et la protége peut à son tour devenir la cause de compressions. Les déformations du canal sont le résultat d'un affaissement des corps vertébraux atteints de dégénérescence cancéreuse; le même affaissement peut se produire à la suite de tuberculisation des vertèbres. Les articulations des vertèbres entre elles peuvent être atteintes de véritables arthrites fongueuses, de véritables tumeurs blanches. Ces arthrites peuvent, en se guérissant, amener des ankyloses; elles peuvent alors s'entourer de productions nouvelles et rétrécir notablement le calibre du canal vertébral ; les vertèbres atteintes subissent toujours un certain degré de déplacement. La conséquence de ces lésions est donc un rétrécissement notable du canal vertébral.

Les premières vertèbres cervicales sont assez souvent prédisposées à ces arthrites. La destruction des ligaments de ces vertèbres peut amener des luxations brusques qui produisent instantanément la mort. Quand le déplacement des vertèbres est lent, le déplacement peut être assez considérable et la vie est encore compatible avec un rétrécissement du canal vertébral tel, que le calibre en est réduit à 5 ou 6 millim. dans le sens antéropostérieur. J'ai pu observer au Musée de la Faculté trois pièces pathologiques dans lesquelles des ankyloses avaient pu fixer des vertèbres déplacées dans des attitudes aussi vicieuses. Dans un cas, l'atlas avait disparu en partie par l'affaissement de ses masses latérales, l'apophyse odontoïde pénétrait dans le trou occipital, une ankylose immobilisait cette vertèbre, ce qui démontre d'une façon péremptoire que ce déplacement avait été compatible avec la vie.

L'Observation XVII du *Traité des maladies de la moelle épinière* d'Olivier renferme un fait de rétrécissement considérabl e du canal rachidien, au niveau de la quatrième et de la cinquièm vertèbre cervicale.

Le rétrécissement s'était produit à la suite d'une luxation de ces deux vertèbres; il y avait en outre une fracture de l'apophyse supérieure et gauche de la cinquième vertèbre cervicale.

La moelle présentait à ce niveau un rétrécissement des plus considérables.

M. Charcot cite, d'après Halberton, un fait publié dans les *Transactions médico-chirurgicales de Londres* pour 1844 : il y avait eu, dans ce cas, une atteinte des premières vertèbres cervicales, terminée par ankylose. Le canal vertébral s'était notablement rétréci, le bulbe et la moelle étaient comprimés. La vie a pu persister malgré les conditions anormales de compression du bulbe et de la partie supérieure de la moelle épinière.

Il résulte des différentes causes de compression que je viens de signaler, que les tumeurs les plus diverses peuvent comprimer la moelle épinière.

Malgré les différences qui existent entre elles, il est bien souvent difficile, impossible même pendant la vie, d'être fixé sur leur nature. On peut seulement arriver à savoir si une tumeur est intra-spinale ou extra-spinale ; sa situation peut être prévue, sa nature intime est bien souvent impossible à diagnostiquer. Les symptômes de la compression sont impuissants à nous révéler l'origine et la nature de la tumeur.

Ce n'est donc le plus souvent qu'à l'autopsie que nous pouvons être exactement renseigné.

La cause mécanique, nous l'avons vu déjà, n'est pas seule en cause dans les compressions de la moelle; on peut encore constater dans les autopsies des signes de myélites, de méningites et de névrites. On observe au niveau du point comprimé, sur la moelle, une myélite scléreuse; au-dessus et au-dessous du point comprimé, existe une sclérose ascendante et descendante. La myélite ascendante atteint les cordons postérieurs, et la myélite descendante porte principalement son atteinte sur le cordon antéro-latéral.

On observe des symptômes de myélite dans les cas de tumeurs de la moelle; la tumeur, agissant par son contact, irrite la moelle au niveau du point comprimé ; les méninges peuvent aussi s'enflammer par la même cause. Dans le mal de Pott, c'est aux pressions que détermine la pachyméningite externe de la dure-mère que l'on doit attribuer la myélite que l'on constate dans les autopsies[1].

Quand les racines des nerfs rachidiens sont comprimées au niveau des trous de conjugaison, on peut constater l'existence d'un épaississement de leurs gaînes; on y remarque tout d'abord de la vascularisation, un peu plus tard il existe de l'atrophie graisseuse, les nerfs présentent toutes les lésions d'une névrite; là encore, la compression détermine des irritations et des inflammations.

Symptômes de la compression lente. — Il résulte des faits que je viens d'exposer que les tumeurs qui compriment la moelle peuvent agir mécaniquement par leur volume, en rétrécissant le canal vertébral, en comprimant le calibre de cet organe. Quelles que soient la nature et l'origine de ces tumeurs, le résultat mécanique sera le même.

Toutefois, outre cette action mécanique, nous avons vu que les tumeurs avaient encore une action irritative sur la moelle et ses enveloppes, sur les racines mêmes des nerfs rachidiens. A l'autopsie des malades atteints de tumeurs rachidiennes, on reconnaît l'existence de myélites avec sclérose ou ramollissement, de méningites, ou bien encore de névrites.

Les symptômes que présentent les malades peuvent être rattachés à ces deux genres de causes. C'est en général en irritant la moelle et ses enveloppes, ou les nerfs rachidiens, que les tumeurs manifestent tout d'abord leur présence. Avant de rétrécir notablement le calibre du canal rachidien et de comprimer la moelle, elles irritent les parties qu'elles touchent et y déterminent des inflammations plus ou moins vives.

Les symptômes de la compression viennent plus tard se joindre à ceux de la névrite, de la méningite ou de la myélite.

[1] *Sur la méningite et la myélite dans le mal vertébral ; recherches d'anatomie et de physiologie pathologiques* ; Michaud, Thèse de doctorat de la Faculté de Médecine de Paris, n° 163, 1871.

Les malades atteints de tumeurs intra-rachidiennes éprouvent au début des troubles de la sensibilité ; il y a souvent une douleur fixe sur le point de la colonne vertébrale qui correspond au siége de la tumeur.

Les malades éprouvent des douleurs très-vives, qui s'irradient de la moelle vers les membres. Ces douleurs ont le caractère de névralgies violentes ; elles peuvent momentanément s'amoindrir, mais bientôt surviennent par accès des douleurs des plus vives. Ces névrites périphériques réagissent sur les fonctions de la moelle ; elles peuvent, à elles seules, déterminer des paralysies de la sensibilité et de la motilité.

Dans les tumeurs de la moelle, dans le mal de Pott, dans le cancer des vertèbres[1], on observe souvent, après les névralgies du début, des paralysies et des troubles de la sensibilité. Le malade accuse des fourmillements dans les membres, des sensations inopinées de chaud et de froid, des picotements, des douleurs en ceinture. Les articulations elles-mêmes peuvent être douloureuses. La sensibilité tactile est engourdie sans être perdue. A ces troubles de la sensibilité peuvent se joindre des troubles de la motilité : les membres seront imparfaitement paralysés, certains muscles pourront être contracturés, ils pourront même s'atrophier. La contractilité électrique est conservée malgré l'atrophie, et la sensibilité électrique est accrue. Les troubles trophiques sont caractéristiques des lésions secondaires de la moelle et de ses enveloppes, elles sont souvent la conséquence des névrites. Les malades, après avoir ressenti des douleurs névralgiques, sont quelquefois atteints de zona ; on observe quelquefois cette forme d'éruption dans le mal de Pott.

Tous ces symptômes peuvent être rattachés à des lésions secondaires, mais bientôt l'accroissement de volume des tumeurs peut gêner les fonctions de la moelle et déterminer des phénomènes nouveaux. Les muscles perdent presque complétement leur con-

[1] *Du cancer de la colonne vertébrale et de ses rapports avec la paraplégie douloureuse,* Tripier, Thèse de doctorat de la Faculté de Médecine de Paris, n° 327, 1866.

tractilité, les contractures observées tout d'abord peuvent disparaître, les membres sont flasques. La paralysie est tantôt bornée aux membres inférieurs, tantôt elle porte à la fois sur les extrémités supérieures et inférieures ; dans certains cas même, il peut exister une paralysie des membres supérieurs sans paraplégie.

Les troubles de la motilité peuvent être très-considérables ; la paralysie peut être complète sans que la sensibilité tactile soit notablement affaiblie. La substance grise échappe à la compression, et c'est probablement par elle que se fait la transmission des impressions aux centres. La motilité seule est perdue par les pressions qui s'exercent sur la moelle. Du reste, les effets sont les mêmes, que la moelle soit comprimée d'avant en arrière ou d'arrière en avant. La compression qui presse sur les cordons postérieurs aboutit aux mêmes effets que celle qui porte tout d'abord sur les cordons antérieurs. Des tumeurs situées en avant et en arrière de la moelle ont produit chez des malades des symptômes analogues.

On peut, par l'expérimentation, suspendre les mouvements dans les membres inférieurs par une pression qui porte en arrière de la moelle sur les cordons postérieurs.

Cette compression a les mêmes effets sur les cordons antérieurs que celle qui porte directement sur eux par une pression d'avant en arrière.

Il est facile de reproduire expérimentalement des phénomènes analogues à ceux que l'on observe sur les malades.

Sur plusieurs chiens, j'ai mis à nu la moelle dans la région cervicale inférieure. Après avoir trépané plusieurs lames vertébrales, j'ai pu toucher et pincer la dure-mère, j'ai constaté d'une façon très-nette qu'elle est douée d'une très-grande sensibilité ; en la pinçant à ce niveau, on provoque des soubresauts dans les pattes antérieures, le chien crie et se débat, la pupille se dilate. Après avoir constaté la sensibilité de la dure-mère : j'ai voulu constater par moi-même les effets de la compression de la moelle : il m'a été facile, par une compression légère, d'amener la paralysie des pattes antérieures; une pression plus forte amenait la paralysie des pattes postérieures. A ce moment, bien que la motilité

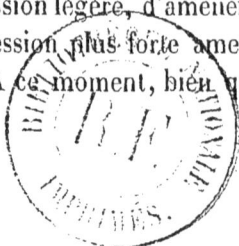

volontaire fût paralysée, il était néanmoins facile de provoquer des contractions réflexes par le pincement. Une compression plus violente suspendait momentanément la respiration et la circulation; j'ai pu toutefois rappeler l'animal à la vie en cessant la compression et en pratiquant la respiration artificielle.

M. Vulpian[1], en expérimentant sur un cobaye, sur des grenouilles, a pu montrer que la compression de la moelle suspendait les mouvements des membres tout en laissant persister la sensibilité.

Le pincement des pattes provoquait des cris de douleur, alors que les mouvements volontaires étaient rendus impossibles par la compression.

Toutefois on observait encore certains mouvements réflexes.

La compression de la moelle chez l'homme produit des phénomènes tout à fait comparables à ceux que l'on peut expérimentalement reproduire chez les animaux.

La compression seule peut nous rendre compte de la période de paralysie flasque avec persistance de la sensibilité, que l'on peut observer sur des malades atteints de tumeurs de la moelle.

Mais aux phénomènes de compression viennent se joindre les effets de l'irritation de la moelle : de la myélite se déclare, il survient des secousses, des crampes, de la rigidité même des membres. Enfin, à la période ultime, on constate des contractures des membres, d'abord en extension et plus tard en flexion.

Dans certains cas, les propriétés réflexes de la moelle sont augmentées. Suivant la hauteur de la compression, on voit survenir de la rétention ou de l'incontinence d'urine.

On a signalé, parmi les troubles de la sensibilité, le retard dans la transmission des sensations ; les malades apprécient difficilement ou même faussement leur durée, leur nature, leur origine.

Une sensation sur un membre peut faire naître dans certains cas une sensation associée, symétrique, sur le membre du côté opposé. En général, les compressions de la moelle ne déterminent pas de modifications dans la nutrition des muscles. Ce sont les paralysies

---

[1] *Maladies du système nerveux* ; Leçons professées en 1877 à la Faculté de Médecine de Paris par A. Vulpian. (1re, 2e et 3e livraisons).

réflexes qui ont pour origine l'irritation des racines nerveuses périphériques, qui seules amènent ordinairement des atrophies dans les muscles paralysés ; toutefois, dans la dernière période des compressions de la moelle, les troubles provoqués par la compression déterminent la formation d'eschares.

Les urines peuvent devenir purulentes, les malades s'affaiblissent, les eschares s'agrandissent, et la mort est la conséquence de tous ces désordres.

La compression de la moelle épinière dans la région cervicale donne lieu à des phénomènes spéciaux qui méritent de fixer notre attention.

Les tumeurs de la moelle. qui siégent à ce niveau se révèlent dès le début par des pseudo-névralgies ; les malades accusent des douleurs très-vives qui s'irradient dans les membres supérieurs. La névralgie retentit à son tour sur les fonctions de la moelle ; il survient des troubles de la motilité et de la sensibilité. La sensibilité est engourdie, la motilité est affaiblie ; les muscles peuvent s'atrophier, on observe souvent des contractures, la contractilité faradique est perdue. Les membres supérieurs présentent, au début, de l'hyperesthésie ; plus tard, la sensibilité cutanée est presque anéantie. Les actes réflexes sont presque complétement supprimés.

Aux symptômes de la paralysie réflexe succèdent les troubles spéciaux qui accompagnent la compression de la moelle. Les membres supérieurs peuvent être seuls paralysés, et cette paralysie s'accompagné d'une flaccidité presque complète. La paralysie des membres inférieurs s'ajoute bientôt à celle des membres supérieurs.

Quand la compression se complique de myélite, et c'est là le cas le plus ordinaire, il survient des soubresauts, des crampes dans les membres, des fourmillements dans les extrémités, des douleurs fulgurantes. Les troubles ultimes de la nutrition provoquent la formation des eschares et la mort.

Certains phénomènes sont tout à fait spéciaux à la compression de la moelle cervicale.

Les malades sont atteints de mydriase permanente ; ces troubles

oculo-pupillaires ont pour origine l'irritation de la région cilio-
spinale de la moelle. En comprimant la moelle cervicale chez
un chien, j'ai pu provoquer à volonté une dilatation considérable
de la pupille, qui disparaissait presque aussitôt que la compression venait à cesser.

Les malades dont la moelle cervicale est comprimée peuvent
présenter des phénomènes de toux, de dyspnée ; on a signalé,
dans certains cas, des vomissements à retours fréquents, une
gêne de la déglutition, des troubles fonctionnels de la vessie et
du rectum, des attaques d'épilepsie.

Enfin, un phénomène très-intéressant et important au point
de vue du diagnostic, c'est le ralentissement du pouls. Les ra-
meaux cardiaques du grand sympathique cessent d'exciter les
contractions du cœur si la moelle cervicale qui leur donne origine vient à être paralysée.

Jusqu'à présent nous n'avons étudié que les effets des compressions qui portent sur tout le calibre de la moelle. Nous
avons vu que la hauteur où se fait la compression détermine des
symptômes spéciaux.

Il nous reste à examiner le cas où la compression ne porte
que sur une moitié du calibre de la moelle, le cordon antéro-
latéral et le cordon postérieur d'un seul côté.

Certaines tumeurs peuvent borner leur action à une moitié de
l'axe nerveux spinal.

La paralysie motrice se fait du même côté où se fait la compression, et dans les membres dont les nerfs tirent leur origine
au-dessous du point comprimé. Il y a donc hémiplégie spinale
ou hémi-paraplégie.

La sensibilité n'éprouve souvent aucun trouble. Il faut, pour
que la transmission des impressions soit gênée, que la compression soit très-énergique et qu'elle atteigne les faisceaux postérieurs
qui avoisinent la ligne médiane. Quand ces conditions sont réa-
lisées, on observe une hémianesthésie en apparence croisée.

La sensibilité paraît diminuée du côté opposé au point comprimé. Du côté correspondant au point où se fait la compression,

on trouve, d'après **Brown-Sequard**[1], une légère hyperesthésie. Il
n'existe de ce côté, d'après lui, qu'une zone peu considérable
d'anesthésie, correspondant à la compression de quelques racines
qui sont comprimées avant leur entrecroisement.

L'entrecroisement des conducteurs de la sensibilité paraissait
probable d'après certains faits pathologiques ; toutefois certaines
expériences, celles de Van Deen par exemple, ne sont pas favo-
rables à cette théorie : l'hémi-section de la moelle sur deux côtés
opposés, à différentes hauteurs, laisse persister la sensibilité.

Dans un assez grand nombre d'observations, une compression
unilatérale de la moelle n'a pas été suivie de perte de la sensibilité du côté opposé. Il est probable que dans certaines compressions lentes, les impressions peuvent se transmettre par plusieurs
voies, et, si leur voie de transmission ordinaire vient à être in-
terrompue, les impressions arrivent probablement à se frayer
une route vers l'encéphale par d'autres conducteurs.

Les faits de compression lente de la moelle épinière me paraissent confirmer le rôle attribué par Brown-Sequard à la substance grise, comme organe de transmission des impressions
sensitives périphériques.

La persistance de la sensibilité dans les cas de compression totale
des cordons postérieurs avec sclérose ou même ramollissement
de ces cordons, vient à l'appui des opinions de Brown-Sequard.

Les cordons postérieurs ne sont donc pas les conducteurs
de la sensibilité dans la moelle, comme le pensaient Magendie,
Ch. Bell et Longet. Ce ne sont pas les conducteurs de la sensibilité tactile, puisque cette sensibilité tactile peut être longtemps
conservée, malgré des compressions assez énergiques sur les cordons postérieurs.

La compression uni-latérale de la moelle peut déterminer des
scléroses ascendantes et descendantes de la myélite. Ces lésions
sont ordinairement bornées à une moitié du segment médullaire

___

[1] *Hémi-paraplégie déterminée par une tumeur qui comprimait la
moitié gauche de la moelle épinière, au-dessus du renflement dorso-lombaire*; Dr Charcot. (*Archives de Physiologie normale et pathologique*,
tom. II, 1869, pag. 291.)

comprimé. Ces lésions se manifestent par des douleurs, des contractures, des soubresauts, des crampes, du côté paralysé. Les
symptômes secondaires sont donc de même nature que ceux
qu'on observe dans la compression totale de la moelle.

De l'étude qui précède, il résulte que des symptômes de plusieurs ordres sont susceptibles de nous révéler la présence de tumeurs intra-rachidiennes ; ces tumeurs peuvent agir mécaniquement et suspendre les fonctions de la moelle comme organe de
transmission de la motilité et de la sensibilité ; dans certains cas,
par leur contact, ces tumeurs provoquent des irritations qui
siégent sur les nerfs et réagissent plus tard, par action réflexe, sur
la moelle. Par sa présence, la tumeur agit encore sur la moelle
et l'irrite, cet organe se sclérose ou se ramollit, les méninges elles-
mêmes peuvent s'enflammer, et ces lésions viennent joindre leurs
symptômes à ceux de la compression ; ces différents symptômes
servent au diagnostic des compressions.

Diagnostic des compressions de la moelle. — La paraplégie
douloureuse a pour cause, avons-nous dit, des compressions et
des irritations, soit des nerfs dans les trous de conjugaison, soit
des racines nerveuses à leur origine.

Elle se révèle par des douleurs vives qui s'irradient dans les
membres supérieurs ou inférieurs , suivant que la tumeur siége
à la partie supérieure ou inférieure de la moelle. Les muscles
peuvent être paralysés, la sensibilité engourdie, et il survient de
l'atrophie musculaire ; l'irritation d'un nerf périphérique produit
souvent une paralysie réflexe.

La compression de la moelle toute seule ne produit en général qu'une douleur limitée au niveau d'une apophyse épineuse.
Il survient, au début, de la parésie ; la sensibilité est seulement
engourdie sans être troublée. La parésie se transforme en paralysie flasque; bien que la paralysie motrice soit presque complète,
la sensibilité tactile reste très-longtemps intacte. Quand la compression ne porte que sur un côté, la paralysie du mouvement
s'observe sur le membre qui correspond au côté comprimé ; la
sensibilité paraît notablement amoindrie du côté opposé.

Enfin, les tumeurs qui compriment la moelle peuvent déterminer de la méningite ou de la myélite.

La myélite scléreuse se révèle par des douleurs vives donnant l'impression d'une brûlure lors de l'application d'un morceau de glace ou d'un linge bien froid sur la colonne vertébrale. Il existe des sensations de constriction, des douleurs en ceinture. Le malade ressent des sensations de piqûres, des fourmillements, des sensations de chaud et froid. La sensibilité tactile est souvent perdue. Enfin, il y a souvent des crampes, des soubresauts dans les muscles. Il survient plus tard des eschares.

S'il s'ajoute de la méningite rachidienne à la myélite, on observera des contractions toniques des muscles du dos ; les mouvements eux-mêmes seront douloureux, le malade éprouvera des douleurs qui s'irradieront de la moelle vers les extrémités ; il ressentira des crampes très-fréquentes dans les membres.

Nous avons vu que des tumeurs intra-spinales pouvaient encore comprimer la moelle. Le diagnostic de pareilles tumeurs est basé sur l'apparition prématurée de l'anesthésie, avant les troubles du mouvement ; dans ce cas, le pouvoir réflexe de la moelle est considérablement augmenté.

La succession des symptômes de la pseudo-névralgie, de la compression et de la myélite, rendront en général le diagnostic des tumeurs de la moelle assez facile.

L'existence d'une tumeur étant diagnostiquée, il sera encore nécessaire de préciser son siége. Nous trouverons ordinairement, dans les symptômes éprouvés par les malades, des éléments suffisants pour le diagnostic.

La compression dans la région cervicale se révélera par des douleurs qui s'irradieront suivant le trajet des nerfs du plexus brachial. On observera, au début, des troubles de la sensibilité, quelques troubles trophiques, des contractures, de l'atrophie musculaire; la motilité et la sensibilité pourront être atteintes. Il y aura d'abord de la parésie dans les membres supérieurs ; plus tard, une véritable paralysie succédera à la parésie du début. La paralysie des membres inférieurs succédera à celle des membres supérieurs. La compression de la moelle dans la région cervicale produira en outre de la mydriase. Le pouls pourra devenir extrêmement lent. Les crampes et les contractures porteront à la fois sur les membres supérieurs et inférieurs quand la compression se compliquera de myélite. On observera souvent de la constipation et de la rétention d'urine.

Les compressions de la région dorsale seront suivies de paraplégies. Les paraplégies pourront être précédées de pseudo-névralgies. On observera plus tard de la paralysie flasque, enfin des contractures, et, seulement à la période ultime, des troubles trophiques. Il y a en général de la difficulté dans l'émission de l'urine. On n'observe de l'incontinence d'urine que quand la compression de la moelle porte sur l'extrémité inférieure du renflement dorso-lombaire.

Les lésions du renflement lombaire sont la flaccidité des membres inférieurs, l'inertie des sphincters anal et vésical, la suppression des actes réflexes sur les membres inférieurs.

Dans la compression des nerfs de la queue de cheval, il y a des douleurs pseudo-névralgiques, de la paralysie et de l'anesthésie; les sphincters sont intacts. Il survient facilement des eschares quand les nerfs de cette région sont comprimés.

Tels sont les différents symptômes qui permettent de reconnaître le siége de la compression.

Traitement des compressions de la moelle. — Après avoir successivement étudié les causes, les symptômes et le diagnostic des compressions de la moelle, il nous reste à dire quelques mots du traitement. Dans certains cas, ce sont là les plus fréquents, le médecin est complètement désarmé en présence d'une tumeur qu'il ne peut atteindre et dont rien ne peut entraver le développement. S'il s'agit d'une compression par une déviation du canal vertébral, le médecin pourra, à l'aide d'appareils appropriés, redresser la colonne vertébrale et faire cesser la compression de la moelle et ses effets. Tout le monde connaît le fait dans lequel Brown-Sequard put faire cesser, à l'aide d'un appareil, une paralysie assez brusque qui était le résultat d'un mal de Pott. M. le professeur Dubrueil[1] a publié une observation du même genre.

Il faudra, autant que possible, redresser la colonne vertébrale incurvée, et dans certains cas prévenir l'affaissement des corps vertébraux par des tuteurs spéciaux.

L'affaissement des corps vertébraux s'accompagne toujours de déplacement des vertèbres, de déviations du canal vertébral.

Si le traitement est le plus souvent inactif pour éviter les compressions, il peut être au contraire du plus grand secours pour faire céder les myélites ou les méningites secondaires.

Les paralysies du mal de Pott qui tiennent à des myélites secondaires ou à des méningites, cèdent souvent à des cautérisations énergiques.

M. Charcot obtient souvent un excellent effet de pointes de feu appliquées le long de la colonne, chez les malades atteints de paralysies à la suite du mal de Pott.

Tant que la compression n'est pas très-énergique et que la paralysie est sous la dépendance d'une méningite ou d'une myélite secondaires, elle peut être utilement traitée par différents moyens, et la guérison peut être obtenue. Il est donc important, au point de vue du traitement, de savoir si les symptômes paralytiques que l'on observe sont sous la dépendance directe de la compression ou s'ils tiennent au contraire à une myélite secondaire, par exemple, ou à une cause irritative.

L'étude succincte que je viens de faire de la compression lente de la moelle, au point de vue de ses causes, de ses effets et de ses symptômes, m'amène à rappeler un cas observé, il y a quelque temps, dans les hôpitaux de Montpellier. Nous trouverons dans les divers détails de cette observation une confirmation des principaux faits que nous avons exposés dans l'étude théorique de la compression de la moelle.

A. F..., le sujet de cette observation, exerçait à Paris, depuis l'âge de 14 ans, la profession de cuisinier ; sa constitution était forte, son tempérament nervoso-lymphatique. Il se rappelait

---

[1] *Leçons sur les maladies chroniques de l'appareil locomoteur*, faites par le professeur A. Dubrueil. Paris, 1875.

seulement avoir eu, dans sa jeunesse, quelques éruptions cutanées scrofuleuses, pour lesquelles il avait fait une saison aux
eaux d'Ax.

Il n'y a rien à noter du côté de l'hérédité.

Il n'y a jamais eu chez lui, ni abus de boissons alcooliques,
ni excès vénériens, ni syphilis.

A l'âge de 24 ans et sans aucune cause appréciable, ce malade fut pris d'une douleur sourde dans l'épaule gauche. Cette
douleur ne gênait nullement les mouvements du bras correspondant.

Cette douleur, vive quand le malade était au repos, disparaissait pendant l'excitation du travail ; elle s'irradiait de la colonne
vertébrale vers l'épaule.

Le malade éprouvait en outre une douleur vague à la partie
postérieure et inférieure de la région cervicale. Les muscles du
cou étaient contracturés ; il en résultait une gêne assez notable
dans les mouvements de cette région.

Le malade, qui d'abord n'avait ressenti que des douleurs
en apparence névralgiques dans l'épaule, éprouva bientôt de la
gêne dans les mouvements du membre supérieur gauche et un
engourdissement de la sensibilité de ce côté. Ces phénomènes
persistèrent assez longtemps ; le malade éprouvait en même
temps des douleurs névralgiques de l'épaule, du bras et de la
main. Ces douleurs présentaient des variations brusques dans
leur intensité. Tantôt aiguës, tantôt presque nulles, elles affec-
taient les formes des douleurs rhumatismales.

Pendant près de six ans, ces symptômes persistèrent sans
aggravation, si ce n'est l'apparition de quelques contractures
dans les doigts de la main gauche.

La contractilité avait progressivement diminué, et la sensibilité tactile, sans être perdue, était un peu engourdie dans le
membre supérieur gauche.

Plus tard il survint des fourmillements, des soubresauts, des
douleurs en éclair, dans le membre supérieur paralysé.

Après une saison à Luchon, où ce malade était allé pour soi-
gner ses douleurs, qu'il croyait rhumatismales, il survint inopi-

nément une aggravation. Les symptômes primitivement observés dans le membre supérieur gauche atteignirent le membre inférieur du même côté. La contractilité s'affaiblit, le malade traîna la jambe, la sensibilité du membre inférieur fut engourdie. Peu de temps après, à cette diminution dans la sensibilité vint s'ajouter une perversion dans les sensations cutanées périphériques. Le malade éprouva dans les membres dont la sensibilité et la contractilité étaient affaiblies, des sensations anormales de froid très-intense et de chaleur très-vive ; il survint des soubresauts, des douleurs en éclairs.

C'est à ce moment, huit ans environ après l'apparition des premières douleurs observées chez notre malade, qu'il se décida à entrer à l'hôpital Saint-Éloi. Les douleurs qu'il éprouvait et sa paralysie étant considérées comme rhumatismales, il fut envoyé à Lamalou.

C'est pendant son traitement thermal dans cette station que le membre supérieur et le membre inférieur du côté droit subirent à leur tour les effets de la paralysie.

La paralysie de la motilité eut une marche assez rapide ; le côté droit, le dernier atteint, fut bientôt celui dont la paralysie fut la plus complète. Le malade était dans l'impossibilité de se tenir debout et de se servir de ses membres. Cependant la contractilité n'était pas complètement perdue, il pouvait encore exécuter quelques faibles mouvements volontaires dans la position horizontale.

Un fait très-important, à notre avis, c'est que la sensibilité tactile, quoique un peu affaiblie, était encore conservée dans les membres dont la motilité était presque perdue.

On observait des contractures et des douleurs en éclairs dans les deux côtés paralysés, des fourmillements et des sensations de chaud et froid. Malgré tous ces troubles graves de la motilité, la nutrition ne paraissait en aucune manière entravée, le malade conservait de l'embonpoint, les muscles n'étaient pas atrophiés, mais les chairs étaient flasques.

Les grandes fonctions de l'économie paraissaient s'exécuter d'une façon normale. Les digestions étaient bonnes, on observait seulement un peu de constipation; la respiration et la circulation

n'étaient pas troublées ; les fonctions intellectuelles étaient parfai-
tes; on n'observait qu'une certaine tendance au sommeil après
les repas.

Un traitement hydrothérapique parut amener une amélioration
assez sensible dans la paralysie. Quelques mouvements volontaires assez faibles reparurent à gauche, mais cette amélioration
ne persista pas longtemps. Le malade restait toujours dans
l'impossibilité de se tenir debout.

Un nouveau traitement hydrothérapique et une saison à Balaruc
furent encore suivis d'une légère amélioration dans l'état de la
motilité. Cette amélioration était toujours plus sensible à gauche
qu'à droite; il existait encore quelques faibles mouvements dans
le membre supérieur droit. La motilité du membre inférieur
droit était complétement perdue. Les améliorations obtenues
dans l'état du malade, bien qu'appréciables à un examen atten-
tif, étaient cependant bien peu considérables. Il était toujours
dans l'impossibilité de se tenir debout et de se servir de ses
bras. Les quelques mouvements volontaires qu'il pouvait exécuter
n'étaient possibles que dans la position horizontale. La paralysie
de la motilité était incomplète à gauche, mais plus prononcée à
droite et surtout dans le membre inférieur de ce côté. La sensibilité tactile paraissait un peu émoussée des deux côtés, mais
elle n'était pas perdue.

Tel était l'état de notre malade dix ans après le début de sa
maladie, il avait alors 37 ans, quand apparurent de nouveaux
symptômes. Sans que la paralysie fût augmentée, il survint d'a-
bord des élancements dans la région cervicale; ces douleurs, très-
aiguës, s'étendirent plus tard dans la région lombaire, elles étaient
quelquefois très-vives, pendant un certain temps elles paraissaient
se calmer, pour reprendre quelque temps après avec une nouvelle
intensité. A ces douleurs se joignaient par moments des contractures et des crampes.

L'état général, qui tout d'abord paraissait excellent, ne tarda
pas à se modifier, le malade s'affaiblit notablement, il survint une
eschare au sacrum dont les progrès furent rapides. Enfin, le malade mourut à l'âge de 38 ans.

Il s'était écoulé environ treize ans entre l'apparition des premiers symptômes de sa maladie et sa mort.

L'autopsie, faite avec le plus grand soin, vint nous révéler des lésions très-intéressantes. Le cerveau ne présentait comme lésion qu'un très-léger piqueté de la substance blanche, le liquide sous-arachnoïdien était un peu plus louche et un peu plus abondant qu'à l'état normal.

Le canal rachidien ayant été ouvert, il fut facile de s'assurer que la dure-mère rachidienne ne présentait extérieurement aucune altération.

La dure-mère ayant été ouverte en arrière et sur la ligne médiane, on put apercevoir l'arachnoïde rachidienne.

Cette membrane, mince et transparente sur certains points, présentait dans la région dorsale, et surtout dans la région lombaire, de petites plaques quadrilatères, de consistance cornée dans certains points, de consistance osseuse sur d'autres; ces plaques avaient de un à deux centimètres de côté. On ne les rencontrait que dans la région postérieure de l'arachnoïde rachidienne. Ces lésions, désignées par Virchow sous le nom d'ostéomes méningés, avaient été décrites en France par Olivier et par Lebert. Elles ont été récemment signalées dans le cours de M. Vulpian sur les maladies du système nerveux.

Sous l'arachnoïde, en arrière de la moelle, dans la partie moyenne de la moelle existait une tumeur (*fig.* 1 et 3).

Cette tumeur, mobile et complétement indépendante de toute adhérence avec la moelle, était suspendue par un pédicule assez rétréci à la quatrième paire cervicale gauche; elle émergeait à ce niveau de la gaîne de la dure-mère qui s'engage dans le trou de conjugaison de cette paire rachidienne. A ce niveau, la tumeur se fusionnait avec la gaîne du nerf. C'est évidemment aux dépens de la gaîne de la quatrième paire cervicale gauche que la tumeur a pris naissance; c'est après s'être développée dans le trou de conjugaison de cette paire nerveuse, qu'elle est devenue intra-rachidienne et qu'elle s'est glissée en arrière de la moelle, en se dirigeant de haut en bas et de gauche à droite. Par son volume dans cette situation, elle a comprimé la moelle d'arrière en avant.

La tumeur est ovoïde, elle a à peu près le volume d'un œuf de pigeon un peu aplati d'avant en arrière. Le dessin que je joins à ce travail pourra donner une idée assez juste de sa position, de sa direction et de son volume. Ce dessin a été fait d'après une photographie de la pièce pathologique.

Le plus grand diamètre de la tumeur était de 3 centim. et demi, sa largeur de près de 2 centim.; elle mesurait 1 centim. et demi dans son diamètre antéro-postérieur au niveau de sa grosse extrémité; son épaisseur diminuait progressivement en s'avançant vers son pédicule.

La tumeur était rosée, légèrement bosselée; elle paraissait demi-molle au toucher.

La moelle était déprimée dans une étendue de près de 4 centim., au niveau du point qui précédemment était en rapport avec la tumeur. Les parties déprimées étaient ramollies, et le ramollissement s'étendait même au-dessus et au-dessous de la région comprimée. Le ramollissement des cordons postérieurs s'étendait dans presque toute l'étendue de la région cervicale, de l'origine de la deuxième paire à celle de la septième.

Soumise à une coupe (fig. 2), on pouvait voir que la tumeur était enveloppée d'une coque fibreuse; elle était cloisonnée en un grand nombre de vacuoles inégales, renfermant un tissu grisâtre de consistance muqueuse.

Ce tissu (fig. 4), soumis à l'examen microscopique, présentait la structure des myxomes. On y voyait des cellules étoilées, anastomosées entre elles, au milieu d'une substance amorphe de consistance muqueuse; on y remarquait aussi quelques cellules rondes et isolées, d'autres en voie de dégénérescence graisseuse. Les travées fibreuses qui cloisonnaient la tumeur étaient formées de fibres fusiformes (fig. 6) tout à fait comparables à celles du sarcome fuso-cellulaire ou fasciculé; la longueur de ces fibres était de 20 à 30 millièmes de millimètre.

L'examen microscopique que j'ai fait de cette tumeur permet de la ranger dans la classe des sarco-myxomes; ses rapports avec la quatrième paire cervicale gauche nous permettent d'établir nettement son origine. C'est aux dépens de la gaîne fibreuse de ce nerf qu'elle a pris son origine.

Il n'existait en dehors de la tumeur rachidienne aucune autre lésion.

Mettant en regard la marche probable de la tumeur, ses effets directs sur la moelle, avec les symptômes observés aux différentes périodes de la maladie, il sera maintenant facile de se rendre compte de la marche progressive de la paralysie. La compression a été des plus lentes, elle a d'abord porté sur le segment postérieur et gauche de la moelle, plus tard elle s'est étendue au segment postérieur droit; la moelle dans son ensemble a été comprimée d'arrière en avant. La compression n'a agi sur le segment antérieur que médiatement et par l'intermédiaire du segment postérieur; la forme de la tumeur nous rend compte très-exactement de l'intensité inégale de la paralysie à gauche et à droite; la grosse extrémité de la tumeur pressait le cordon postérieur droit, le pédicule correspondait au cordon postérieur gauche. Le côté gauche, le premier comprimé, a été plus tard moins atteint par la compression que le côté droit.

Le ramollissement de la moelle au niveau du point comprimé indique l'existence d'une myélite secondaire ascendante et descendante.

Les ostéomes de l'arachnoïde pourraient être rattachés à une lésion irritative de cette membrane; les ostéomes méningés ont pu être le résultat d'inflammations répétées de l'arachnoïde. Pourtant, aucun symptôme ne révélait pendant la vie l'existence de cette lésion.

Les rapports de la tumeur avec la quatrième paire cervicale pourraient nous rendre compte des symptômes de névrites ou de pseudo-névralgies observées au début de la maladie. Du reste, il suffit d'examiner avec attention la *fig.* 1 pour voir que la tumeur a dû, par son contact, irriter les racines postérieures de plusieurs nerfs rachidiens de la quatrième à la sixième paire cervicale. Les symptômes de névrite et de pseudo-névralgie trouvent leur explication naturelle dans ces rapports anatomiques.

Il y a donc eu, chez ce malade, de la névrite et des pseudo-névralgies, de la myélite, et peut-être de la méningite ; ces diverses irritations sont venues joindre leurs effets à l'action directe et mécanique de la tumeur.

Les douleurs vives qui de la moelle s'irradiaient dans l'épaule et plus tard dans le bras gauche, correspondaient à l'irritation de la quatrième paire cervicale gauche, sur laquelle se développait la tumeur, et à l'irritation des racines postérieures de la cinquième et de la sixième paire cervicale gauche. Cette pseudo-névralgie était comparable à celle que MM. Tripier et Charcot ont décrite dans le cancer des vertèbres, à celle que MM. Michaud et Charcot ont signalée dans le mal de Pott, au début.

La névrite, qui d'abord s'était bornée à des manifestations douloureuses, a réagi sur les fonctions de la moelle épinière en produisant les symptômes des paralysies réflexes ; c'est alors que nous avons observé chez notre malade un affaiblissement de la sensibilité et de la motilité. On a remarqué, dès le début, des contractures dans les muscles du cou du côté gauche ; plus tard, ces contractures se sont étendues aux muscles de la main du même côté.

Pendant longtemps, c'est aux phénomènes d'une pseudo-névralgie, avec des accès d'une intensité variable, que se sont bornées les manifestations morbides. Plus tard, une paralysie réflexe peu considérable a été la conséquence de l'irritation des nerfs. La tumeur irritait par sa présence les racines nerveuses, sans gêner par son volume les fonctions de la moelle, et les premiers symptômes ont été ceux des pseudo-névralgies. La sensibilité tactile était engourdie sans être pervertie.

L'augmentation de volume de la tumeur a dû rendre difficile, à un certain.moment, le fonctionnement du segment latéral gauche de la moelle. C'est alors que nous avons vu de nouveaux symptômes apparaître : la motilité s'est notablement affaiblie dans le membre supérieur gauche, plus tard la paralysie s'est étendue au membre inférieur du même côté. Cette succession dans les phénomènes paralytiques s'observe souvent dans le mal de Pott cervical. M. Charcot, M. Michaud, M. Brown-Sequard, en citent plusieurs exemples. Je vois en ce moment une jeune fille atteinte d'un mal de Pott siégeant dans la partie inférieure de la région cervicale. Cette jeune fille présente un affaiblissement des membres supérieurs accompagné de quelques contractures, sans qu'il y ait encore le moindre affaiblissement des membres inférieurs.

L'expérimentation physiologique démontre que l'intensité de la compression tient sous sa dépendance l'étendue de la paralysie. Une compression légère dans la région cervicale paralyse les membres supérieurs ; une compression plus forte paralyse à la fois les membres supérieurs et inférieurs. Les expériences que nous avons faites sur des chiens, les expériences de M. Vulpian sur des grenouilles, nous montrent la véritable cause des phénomènes que l'on observe dans les cas de compression de la moelle dans la région cervicale.

L'explication physiologique est plus difficile à trouver. Faut-il admettre, avec M. Brown-Sequard, que les conducteurs de la motilité des membres supérieurs sont plus superficiels, et ceux des membres inférieurs plus profonds ? Cette explication, qui a pu être proposée en présence de compressions agissant d'avant en arrière sur les cordons antérieurs de la moelle, me paraît complétement inacceptable pour le cas qui fait le sujet de l'observation que je viens de publier, où la compression se faisait au contraire d'avant en arrière à travers les cordons postérieurs.

Dans l'hémiplégie spinale que le malade a présentée à une certaine période de sa maladie, nous n'avons pas constaté de phénomènes d'hémianesthésie croisée. La sensibilité tactile a paru un peu affaiblie, mais du côté correspondant à l'affaiblissement de la motilité. Pour expliquer les faits en contradiction avec sa théorie, M. Brown-Sequard allègue que la compression, en pareil cas, n'a pas été suffisante pour atteindre profondément les fibres destinées à la transmission entrecroisée de la sensibilité. En est-il de même ici ? Dans l'observation de M. Charcot, où l'hémianesthésie fut observée, la compression d'une moitié de la moelle avait été des plus énergiques, la moitié de la moelle avait presque disparu dans toute son épaisseur au niveau du point comprimé.

La tumeur ne s'est pas bornée à une action énergique ; nous avons vu simultanément apparaître des phénomènes de myélite, qui sont venus se surajouter aux efforts de la compression.

Les membres paralysés du côté gauche ont présenté des sensations anomales de chaud et de froid, des fourmillements, des picotements, des douleurs fulgurantes, des soubresauts assez violents.

Par le développement progressif de la tumeur, la compression, qui ne portait que sur le côté gauche, s'est étendue au côté droit ; la myélite secondaire qui avait succédé aux phénomènes de compression de la partie gauche de la moelle, s'est en même temps étendue comme la tumeur au côté opposé. La paralysie de tout le côté droit s'est ajoutée à la paralysie du côté gauche.

C'est surtout la motilité qui a été perdue, la sensibilité tactile n'était que faiblement engourdie. Des sensations de fourmillements, des picotements, des douleurs en éclairs, des soubresauts, des crampes et des contractures, portaient à la fois sur toutes les extrémités paralysées. Ces troubles, ces perversions de l'innervation médullaire, indiquaient une extension de la myélite.

La paralysie, qui avait débuté par le côté gauche, s'étendit plus tard au côté droit et devint plus marquée de ce côté. Nous trouvons l'explication de ce fait dans la forme de la tumeur, qui était ovoïde à grosse extrémité dirigée en bas et à droite. La compression, plus énergique à droite, nous rend compte de l'intensité plus grande de la paralysie de ce côté.

Un phénomène important, c'est que la compression des cordons postérieurs de la moelle n'a pas interrompu la transmission des impressions sensitives ; le ramollissement assez profond de ces cordons n'a pas paru apporter un trouble notable dans la perception des impressions tactiles. Ce fait paraît confirmer le rôle attribué par Brown-Sequard à la substance grise, pour conduire les impressions sensitives périphériques.

C'est en agissant par l'intermédiaire des cordons postérieurs sur les cordons antérieurs, que la compression de la moelle a retenti sur la motilité.

Les améliorations légères de la paralysie qui ont été successivement notées après plusieurs traitements hydrothérapiques, me paraissent dues à une diminution momentanée de la myélite secondaire.

Le progrès de la myélite a déterminé les troubles trophiques ultimes, les douleurs lombaires violentes de la dernière période de la maladie et les eschares.

La moelle, le bulbe même, à sa partie inférieure, peuvent être comprimés, resserrés jusqu'à la réduction de leur volume à un diamètre de 6 à 8 millim., sans que des troubles trophiques sérieux en soient la conséquence. J'en ai déjà cité plusieurs exemples.

Les myélites secondaires sont plus redoutables et plus rapidement funestes que la compression elle-même. C'est précisément ce qui est arrivé dans le cas qui nous occupe.

Les plaques osseuses arachnoïdiennes observées à l'autopsie peuvent être considérées comme des lésions consécutives à des inflammations réitérées de ces membranes[1]. Toutefois, nous n'avons pas remarqué, dans l'observation de ce malade, les symptômes caractéristiques de la méningite.

En résumé, cette observation nous montre les symptômes de pseudo-névralgies au début. Plus tard, une compression limitée à une moitié de la moelle s'est transformée en une compression de la totalité de l'axe spinal d'arrière en avant. Les symptômes de la myélite se sont ajoutés à ceux de la compression, et l'autopsie nous a montré à la fois, dans ces lésions, des causes mécaniques de compression et des lésions irritatives.

Au point de vue physiologique, cette observation peut présenter un certain intérêt en servant à éclairer l'étude des fonctions des cordons postérieurs de la moelle, et le rôle de la substance grise comme organe de transmission.

Ce qui rend ce fait intéressant, c'est qu'il se trouve en contradiction avec la théorie de l'hémianesthésie croisée, soutenue pour la première fois par M. Brown-Sequard et adoptée depuis par M. Charcot.

---

[1] *Maladies du système nerveux*; Leçons professées à la Faculté de Médecine de Paris, par A. Vulpian. 4e livraison, pag. 126, 1877.

Il existe un assez grand nombre d'observations du même genre, où une compression d'une moitié latérale de la moelle n'a pas amené de paralysie de la sensibilité du côté opposé.

Les faits apparents d'hémianesthésie croisée ne seraient autre chose, d'après M. Vulpian, que des cas d'hyperesthésie du côté correspondant à la lésion. L'affaiblissement alterne de la sensibilité serait le résultat de l'excès de fonctionnement du côté opposé; il y aurait ainsi un balancement physiologique dans l'action des deux moitiés de la moelle.

L'hémianesthésie croisée, quoique assez nettement observée dans certains cas, n'indique pas forcément une décussation des conducteurs de la sensibilité dans les cordons postérieurs.

Les recherches anatomiques les plus récentes ont été impuissantes à démontrer cette décussation, admise, pour ainsi dire, *à priori*, pour l'explication de faits physiologiques complexes.

La compression et le ramollissement des cordons postérieurs de la moelle n'ont que peu affaibli la sensibilité des parties situées au-dessous du niveau de la compression. Ce fait s'ajoute à bien d'autres pour prouver que ce n'est pas aux cordons postérieurs, mais à la substance grise, qu'est dévolu le rôle d'agent de transmission des impressions périphériques.   "

EXPLICATION DE LA PLANCHE.

Fig. 1. Tumeur de la quatrième paire cervicale gauche ; ses rapports avec la face postérieure de la moelle dans la région cervicale. La tumeur était sous-arachnoïdienne.

     (Ce dessin a été fait d'après une photographie de la pièce, grandeur naturelle.)

Fig. 2. Coupe de la tumeur : *a*, son enveloppe fibreuse; *b*, cloisons entre lesquelles se trouvait le tissu muqueux.

Fig. 3. Vue d'ensemble de la moelle avec la tumeur : *a*, plaques osseuses de l'arachnoïde sur la partie inférieure de la région dorsale et sur le renflement dorso-lombaire.

Fig. 4. *a*, Cellules du tissu contenu dans les aréoles de la tumeur; *b*, cellules graisseuses.

Fig. 5. Fibres fusiformes des cloisons et de l'enveloppe de la tumeur.

----

1 Vulpian ; *Maladies du système nerveux*, 2e livr. pag. 53.

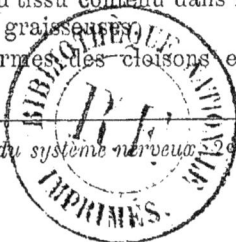

Pl. 1.

1.

2.

3.

a

a........b

4.

5.

a

b

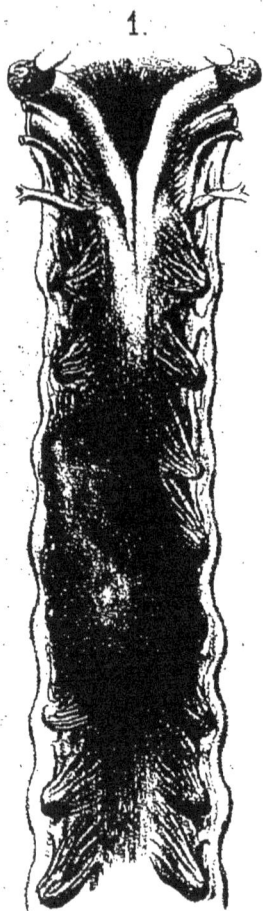

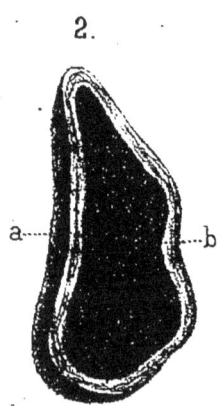

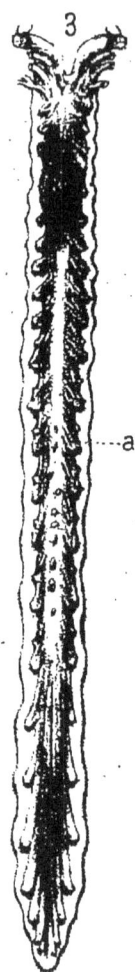

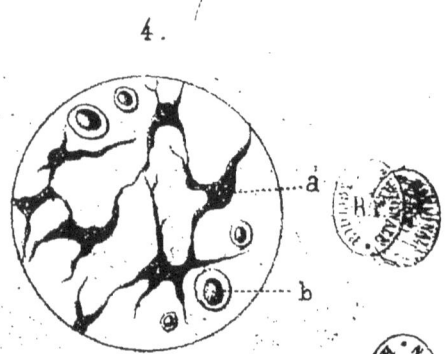

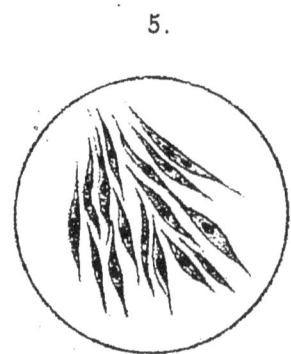

www.ingramcontent.com/pod-product-compliance
Lightning Source LLC
Chambersburg PA
CBHW060452210326
41520CB00015B/3922